AF466625

RECHERCHES ET OBSERVATIONS

SUR LA

HERNIE LOMBAIRE

COMMUNIQUÉES

A L'ACADÉMIE IMPÉRIALE DE MÉDECINE

SÉANCE DU 9 MARS 1869

PAR

M. H[te] Bon LARREY

Inspecteur, Président du Conseil de santé des armées,
Chirurgien ordinaire de l'Empereur,
Membre de l'Institut (Académie des sciences),
de l'Académie de médecine et de la Société de chirurgie,
Commandeur de la Légion d'honneur, etc.

PARIS

J.-B. BAILLIÈRE ET FILS

LIBRAIRES DE L'ACADÉMIE IMPÉRIALE DE MÉDECINE

Rue Hautefeuille, 19, près du boulevard Saint-Germain.

1869

RECHERCHES ET OBSERVATIONS

SUR

LA HERNIE LOMBAIRE

Par M. H[te] Bon LARREY

Le fait remarquable de hernie lombaire présenté à l'Académie, dans sa dernière séance (2 mars 1869), par M. le professeur Hardy, est assurément, comme l'a énoncé notre honorable collègue, un cas fort rare, mais moins exceptionnel qu'il ne le pense, d'après les trois ou quatre exemples rappelés par lui, sous l'autorité des noms célèbres de J. L. Petit, Pelletan, Boyer, J. Cloquet, et sous la garantie des savants chirurgiens qui les ont successivement cités ou reproduits.

Malgaigne, notamment (*Anatomie chirurgicale*, t. II, 1838), et d'autres auteurs, depuis, acceptant le témoignage de sa vaste érudition, ont accrédité, à cet égard, une erreur qu'il devient utile de rectifier. Il s'agit simplement de faire à chacun sa part, dans l'étude et dans l'observation de la *hernie lombaire*, que je proposerais d'appeler *hernie inter-costo-iliaque*, si j'attachais aux mots plus d'importance. J'admets donc volontiers la dénomination qui semble prévaloir, pour en venir au but de ma communication.

J. L. Petit auquel on attribue la première description de la *hernie lombaire*, avec le mérite de lui avoir laissé son nom, avait cependant été précédé dans l'examen des cas de ce genre, comme me l'ont démontré des recherches que j'ai entreprises autrefois. Je demande à l'Académie la permission de lui en exposer aujourd'hui un aperçu sommaire, afin de joindre à l'observation que j'aurai l'honneur de lui lire, le résumé ou l'analyse des principaux faits publiés par d'autres, mais encore assez peu connus. Il me sera facile ensuite de compléter, dans le *Bulletin*, les développements nécessaires à ces différents faits, que je me bornerai ainsi à indiquer dans cette séance, afin de ne pas abuser de la bienveillante attention de mes collègues.

Il y a une quinzaine d'années que j'avais commencé ces recherches sur la hernie lombaire, pour en faire l'essai d'une monographie, à propos d'une observation recueillie dans mes salles de clinique du Val-de-Grâce. Mais je n'avais pas donné suite à cette étude, à cause de la diversité des faits signalés par d'autres chirurgiens, et mis en doute par quelques-uns, comme exemples de hernies lombaires proprement dites, soit traumatiques, soit spontanées, à ce point que bon nombre d'ouvrages les ont même passées sous silence.

C'est à peine s'il en est question, non-seulement dans la plupart des traités généraux de chirurgie, mais encore dans les publications spéciales sur les plaies ou sur les hernies de l'abdomen. Ni Heister, entre autres, dans ses *Institutions de chirurgie*, 1770, ni Sabatier, dans sa *Médecine opératoire*, ni John Bell, dans son *Traité des plaies*, ni bien d'autres écrivains classiques de différentes époques, ne parlent de la hernie lombaire, soit méconnue, soit contestée par eux.

Léveillé (*Nouvelle doctrine chirurgicale*, t. III, 1812), dans le chapitre des hernies abdominales, décrit les variétés épigastrique, ombilicale, de la ligne blanche, inguinale, crurale, obturatrice, ischiatique, vaginale, périnéale, mais ne dit pas un mot de la hernie lombaire.

Sir Astley Cooper (*Œuvres chirurgicales*, traduites par MM. Chassaignac et Richelot, 1837) disserte assez longuement sur la hernie ventrale, mais il se tait sur celle qui se produit dans le flanc ou dans la région costo-iliaque, appelée région lombaire.

Samuel Cooper, dans un bon article sur les *Abcès lombaires*

(*Dictionnaire de chirurgie pratique*, traduit de la 5e édition, 1826), ne cite pas les tumeurs ou les hernies qui peuvent simuler ces abcès, comme « dans un cas singulier, dit-il, d'abcès du psoas, dont le pus fut à la fin résorbé ».

Garengeot (*Mémoires de l'Académie royale de chirurgie*, t. Ier, 1743) ne parle pas de la hernie des lombes, dans son *Mémoire sur plusieurs hernies singulières*, et néanmoins il en rapporte ailleurs, ainsi que nous le verrons bientôt, l'un des premiers exemples les mieux observés.

Leblanc (*Nouvelle méthode d'opérer les hernies*, 1782) n'y fait pas seulement la plus simple allusion.

Hoin (*Essai sur différentes hernies*, publié à la même époque) ne s'occupe pas davantage de celle qui nous intéresse, et cependant il recherche les cas rares.

Richter (*Traité des hernies*, traduit par Rougemont, Bonn, 1788) garde le silence sur les hernies lombaires qu'il semble ranger dans la classe des hernies ventrales.

Scarpa (*Traité pratique des hernies*, traduit par Cayol, 1823) ne dit rien lui-même de la hernie lombaire, malgré toute la valeur de son ouvrage (publié en Italie de 1809 à 1810).

M. le professeur Gosselin (*Leçons sur les hernies abdominales*, recueillies par M. Labbé, 1865) ne parle pas des hernies lombaires, qu'il comprend peut-être implicitement parmi les hernies traumatiques, sous le titre générique de *Hernies à travers une plaie récente de la paroi abdominale*. Mais notre savant collègue fera sans doute connaître, plus tard, son opinion sur cette étude rétrospective.

J'ai eu l'occasion de dire, en commençant, que les cas de *hernie lombaire* ne sont pas absolument aussi rares que l'avait supposé M. Hardy. Leur petit nombre, en effet, ne se réduit pas à trois ou quatre exemples, comme il le pensait, mais s'élève à vingt-cinq déjà, d'après mes recherches seulement. On en trouverait encore davantage, je suis porté à le croire, en parcourant, d'une manière plus suivie, les annales de la science et surtout les travaux de la chirurgie étrangère.

Les chirurgiens d'autrefois ne paraissent pas avoir connu

la hernie lombaire, à moins d'admettre qu'ils l'eussent désignée sous le nom de *hernie dorsale*, mais cette désignation s'appliquait plutôt, pour eux, à ce que l'on entend aujourd'hui par hernie ischiatique.

Arrivons maintenant à l'origine historique de la *hernie lombaire* proprement dite.

Paul Barbette, dans un passage de son livre de chirurgie (*Opera chirurgico-anatomica*, Lugd. Batav. 1672), indique la région du flanc qui peut donner lieu à la formation d'une hernie traumatique. La première notion de ce fait, quoique un peu vague, nous semble pouvoir lui être attribuée.

Reneaulme de Lagarenne, dans un petit volume intitulé : *Essai d'un traité des hernies, nommées descentes*, et publié en 1726, comme traduction d'une thèse latine de 1721, dit formellement et en termes que nous devons souligner :

« Dolée parle d'une espèce de *hernie* qu'il nomme *lombaire*, dont il donne la situation *entre les dernières des fausses côtes et la crête de l'os des iles, arrivée par la division des fibres des muscles obliques et du muscle transverse.* Elle paraît si singulière, que l'on pourrait douter qu'elle eût jamais existé sans plaie qui l'eût précédée. »

Voilà certainement, on ne saurait le contester, la première désignation exacte et précise de cette hernie lombaire ou de la région costo-iliaque, dont la description a été attribuée plus tard à J. L. Petit, tandis qu'il n'en avait pas la priorité.

Croissant de Garengeot (*Traité des opérations de chirurgie*, t. Ier, 1731) raconte dans sa 23e observation, celle d'une blanchisseuse, qui, après un faux pas, ressentit une douleur au côté droit du ventre, entre la crête de l'os des îles et les cartilages des fausses côtes. Prise ensuite de vomissements, elle envoya chercher un médecin qui ne put les faire cesser, malgré diverses prescriptions. Garengeot, appelé trop tard, trouva cette femme morte, en arrivant chez elle. L'idée d'un étranglement herniaire se présenta aussitôt à l'esprit de l'habile chirurgien, dès qu'il eut été renseigné sur la nature des accidents, et en examinant le ventre, il remarqua au côté droit une tumeur grosse comme une noix, siégeant dans l'espace compris entre la crête de l'os des îles et les cartilages des fausses côtes. « En maniant, ajoute-t-il, un peu artistement cette tumeur qui était dure, elle rentra tout d'un coup, en faisant un bruit assez clair. »

Garengeot, dans les réflexions qu'il joint à cette observation, critique la conduite et l'ignorance du médecin venu, avant lui, auprès de la malade. Mais quoi qu'il en fût, il paraît bien évident, d'après ce fait oublié encore ou méconnu, que l'une des premières observations de hernie spontanée des lombes, sinon la première de toutes, appartient à Garengeot, qui a eu le mérite de porter un diagnostic exact, *post mortem.*

Le Dran (*Traité des opérations de chirurgie*, 1742) semble avoir entrevu ou supposé l'existence de la hernie des lombes, en indiquant, à propos des hernies ventrales, celles qui peuvent se former en dehors et sur les côtés des muscles droits. Mais il ne cite aucun fait à l'appui de cette supposition qui, de sa part, n'est peut-être pas suffisamment établie.

Ravaton, chirurgien des armées (*Traité des plaies d'armes à feu*, 1750), rapporte l'observation (60e) d'une hernie ventrale de la région lombaire. Cette observation, eu égard à son importance décisive, mérite une analyse assez développée.

Ravaton avait été mandé, en 1738, auprès d'une femme enceinte ayant, depuis trois semaines, une tumeur hémi-sphérique à la région lombaire gauche, et vomissant, depuis son apparition, tout ce qu'elle prenait. Plusieurs médecins successivement appelés, considéraient cet accident comme un effet de l'état de grossesse, en déclarant que la tumeur et les vomissements disparaîtraient, au terme de l'accouchement. Mais de la fièvre et quelques symptômes inquiétants firent consulter Ravaton, qui, en examinant avec soin la tumeur, constata les signes les plus caractéristiques d'une hernie ventrale irréductible.

N'osant d'abord tenter l'opération du débridement, il prescrivit, en vain, différents remèdes, propres à faire cesser les symptômes d'étranglement. La malade le supplia ensuite elle-même de tout entreprendre pour lui sauver la vie, et il s'empressa de l'opérer, en présence des autres médecins convoqués exprès. Voici comment il rend compte de cette opération :

« L'incision des téguments et des muscles faite, quelques membranes et le sac herniaire déchirés, je découvris d'abord un dépôt de matière purulente qui s'évacua et me laissa voir une portion de l'épiploon altéré, suppuré, que je nouai et coupai tout de suite; il y avait au-dessous trois petites circonvolutions des intestins grêles que je fis rentrer, parce qu'ils m'avaient paru dans l'état naturel, avec la portion de l'épiploon noué. Après avoir suffisamment dilaté la plaie et arrosé toutes ces parties d'un mélange d'huile et de vin tiède, j'appliquai dessus un morceau de linge fin trempé dans la même liqueur, plusieurs compresses mouillées d'eau-de-vie, et le bandage de corps pour soutenir le tout. Deux heures après, la malade fut copieusement à la selle, dormit dix heures d'un sommeil profond, garda les aliments que je lui ordonnai, et ne fut plus travaillée des vents, comme elle l'avait été, depuis le commencement de sa maladie, de façon que ses parents la crurent hors de danger. »

Mais la suite de l'observation nous montre que les accidents reparurent le lendemain, soit par la ligature de l'épiploon, soit par la sortie des intestins; l'appareil fut levé, difficilement réappliqué; les symptômes généraux, toujours graves, se calmèrent cependant, les forces épuisées se ranimèrent peu à peu, par un régime approprié; la ligature faite à l'épiploon se détacha, le onzième jour, par la suppuration; et quoique les intestins fissent irruption, à chaque pansement, quoique de la diarrhée survînt avec quelques vomissements et persistance de la fièvre, cet état si alarmant fut enfin modifié, puis amélioré, par les soins excellents de Ravaton pour sa malade. Le danger, encore extrême, parut moindre, du douzième au quinzième jour, et ensuite la diarrhée cessa, les vomissements se calmèrent, les pansements devinrent plus faciles, par la réduction graduelle des intestins et par la cicatrisation progressive de la plaie, qui fut enfin guérie tout à fait, deux mois et quelques jours après l'opération. Cette femme se rétablit ainsi peu à peu et accoucha heureusement.

Ravaton ajoute à ce fait si remarquable une très-judicieuse réflexion, que je crois devoir citer en termes textuels :

« Ce qui a rendu, dit-il, cette maladie rebelle et dangereuse, c'est qu'elle fut méconnue, au commencement et qu'on laissa passer un temps précieux, sans y apporter aucun remède. Si l'on eût tenté la réduction de la hernie, au moment qu'elle parut, et qu'on l'eût contenue avec un bandage, il ne serait point arrivé d'accident. Le succès de l'opération était bien équivoque, cependant elle a réussi ; c'est pourquoi je conseille de tout tenter, pour sauver les malades, dans les cas désespérés. »

Lachausse, dans une dissertation intitulée *De hernia ventrali* (*De la collection des thèses médico-chirurgicales* de Haller, vol. III, 1759), relate l'observation d'un perruquier, porteur de plusieurs hernies abdominales, dont deux siégeaient dans chaque région lombaire. Mais les signes descriptifs de cette hernie sont assez vagues et incomplets. L'auteur se contente de dire : « Lateraliter vero, versus re- » giones lombares, duo alii tumores magis notabiles con- » spectui sese sisterent. »

Portal (*Précis de chirurgie pratique*, t. II, 1768) fait allusion seulement aux *hernies ventrales* qui peuvent se former par causes mécaniques sur les parties latérales de l'abdomen; mais il n'en fournit point d'exemple.

Balin, ci-devant chirurgien aux armées, avait publié, en 1768, un petit volume ayant pour titre : *L'art de guérir les hernies*, dans lequel se trouve un court chapitre sur les *hernies des lombes*, etc., commençant ainsi :

» L'hernie lombaire peut survenir entre la dernière fausse côte et la crête de l'os des iles, à l'endroit où le muscle oblique externe n'est attaché que par un tissu cellulaire. « Barbette, ajoute Balin, est le seul, que je sache, qui paraisse avoir connu cette espèce de tumeur. L'expérience, dit cet auteur, m'a appris que le péritoine peut se rompre aussi, à la partie postérieure, vers le dos et y former hernie. »

Chopart et Desault (*Traité des maladies chirurgicales*, t. II, 1779) disent à ce sujet :

« Les hernies ventrales se forment dans les régions latérales de l'abdomen, au côté externe des muscles droits ; *rarement dans la région lombaire*, après des chutes, des efforts violents, et communément à la suite des plaies pénétrantes, ou de l'ouverture d'abcès situés sous les aponévroses et les muscles. »

J. L. Petit vient ensuite et, dans son *Traité des maladies chirurgicales*, t. II, 1783 (*Œuvres posthumes*), rapporte l'observation d'une femme que divers praticiens croyaient atteinte, les uns d'une tumeur venteuse, les autres d'un dépôt laiteux. « Personne, dit-il, ne soupçonnait que ce fût une hernie. » Cette tumeur, survenue à la suite d'une grossesse, comme on le voit dans d'autres hernies ventrales, était placée en arrière du flanc gauche, entre les fausses côtes et la partie postérieure de la crête de l'os des iles. Elle avait le volume de la tête d'un enfant et se réduisait, tantôt spontanément, par le décubitus dorsal, tantôt par la pression des mains. Mais un jour elle donna lieu à des accidents d'étranglement ; J. L. Petit fut appelé, et quoiqu'il n'eût jamais observé de hernie de cette espèce, les symptômes ne lui laissèrent pas de doute sur un étranglement herniaire, « à travers les fibres du transversal, entre le muscle triangulaire et l'endroit où finissent les obliques ». Ici malheureusement l'observation reste inachevée, quoique l'auteur se réserve d'en publier plus tard le résultat. Mais il n'en dit plus rien ailleurs.

Nous devons reconnaître que si le grand chirurgien n'a pas décrit le premier la hernie ventrale costo-iliaque, il en a du moins, après Garengeot et Ravaton, constaté les caractères, dans un cas rare d'étranglement et fixé, encore mieux, le point des parois abdominales où se forme la hernie lombaire, dite improprement *hernie de J. L. Petit.*

Desault (*Journal de chirurgie*, t. Ier, 1791) cite une observation de Plaignaud, relative à un jeune garçon tombé d'un quatrième étage sur le pavé, transporté à l'Hôtel-Dieu et mort aussitôt. L'autopsie démontra, outre une fracture de la base du crâne, une hernie ventrale de la partie externe de la région ombilicale, produite par une déchirure du péritoine et la portion charnue des muscles grand et petit oblique et transverse, « de sorte que les intestins n'étaient retenus que par la peau ».

Benjamin Bell (*Cours complet de chirurgie*, t. V, traduit par Bosquillon, 1796) dit, à propos du traitement des abcès lombaires qu'il recommande de vider :

« Si néanmoins la maladie n'était pas bien reconnue, et s'il y avait le moindre doute sur la nature de la matière contenue dans la tumeur, il faudrait, au lieu d'y plonger tout à coup le trois-quarts, l'ouvrir peu à peu avec un bistouri droit, comme cela se pratique dans le cas de hernie, afin que si par hasard il s'y trouvait quelque partie sortie de l'abdomen, on ne pût la blesser. »

Mais il n'ajoute rien de plus sur la question en litige.

Callisen (*Systema chirurgiæ*, t. II, 1800) semble faire allusion aux hernies lombaires, en parlant des hernies ventrales qu'il distingue en deux espèces, celles de la partie tendineuse ou de la ligne médiane, et celles de la partie musculeuse ou des parties latérales.

Cartier, de Lyon (*Précis d'observations de chirurgie faites à l'Hôtel-Dieu de Lyon*, 1802), s'exprime ainsi :

« J'ai eu occasion de voir la hernie observée par J. L. Petit, sur les parties latérales du ventre, c'est-à-dire dans l'espace compris entre le bord du grand oblique et celui du grand dorsal. Le muscle grand oblique, ne se terminant pas toujours postérieurement au niveau du grand dorsal, laisse un espace affaibli, par lequel les parties peuvent facilement s'échapper. » Ce langage est assez explicite.

Lassus (*Pathologie chirurgicale*, t. II, 1806) a observé comme J. L. Petit, une hernie lombaire qui avait été prise, un moment, pour un abcès. Il en parle, à propos des hernies ventrales, en disant : « Quelques-unes se forment sur les parties latérales du ventre, dans l'intervalle qui existe entre la dernière côte et la crête de l'os des iles. »

Il mentionne ensuite le cas attribué à Lachausse, qui avait vu un homme porteur de quatre hernies ventrales; savoir, l'une au-dessus, l'autre au-dessous de l'ombilic et deux autres vers les régions lombaires.

Lassus expose enfin le fait examiné par lui, relatif à un homme frappé au ventre par le timon d'une voiture. De la fièvre, de la tension et de vives douleurs dans la partie latérale droite et inférieure de l'abdomen furent combattues par les soins convenables; mais vers le troisième jour, se manifesta une tumeur offrant les apparences d'un abcès. Lassus, appelé à voir le malade, reconnut les signes d'une hernie réductible, « car la tumeur, dit-il, disparaissait complétement par la plus légère pression de la main »; et il prévint ainsi les conséquences d'une erreur fâcheuse de diagnostic.

Pelletan (*Clinique chirurgicale*, t. III, 1810) rapporte deux observations incomplètes, sous le titre de : *Écartement et hernies multipliées à la circonférence du ventre, par suite de plusieurs accouchements.*

La première observation est celle d'une femme de trente ans, ayant eu huit ou neuf grossesses successives, toutes parvenues à terme, mais toutes suivies aussi d'une distension considérable des parois abdominales et de hernies multiples, à ce point que le ventre offrait partout des bosselures. Cette femme en était si souffrante, dans les intervalles de ses grossesses, et tellement soulagée, lorsqu'elle était parvenue à une époque avancée de chacune d'elles, qu'elle ne redoutait plus de se trouver enceinte.

Mais Pelletan ne dit rien de particulier sur le siége de ces hernies dans les régions lombaires. Il ajoute seulement que la réduction facile de chacune des tumeurs n'en rendait pas moins leur contention multiple très-difficile et que cette femme mourut du choléra-morbus.

La seconde observation, analogue à la précédente, quoique aussi rare, n'est pas plus explicative, au point de vue de la hernie lombaire. La femme succombait aux angoisses de la plus violente douleur, lorsque Pelletan fut appelé auprès d'elle. Il ne décrit pas davantage les symptômes précis de cette douleur, ni les autres accidents qui pouvaient bien être ceux d'un étranglement interne, chez les deux malades, dont on ne fit point d'ailleurs l'autopsie.

Richerand (*Nosographie chirurgicale*, t. III, 4e édit., 1815) cite une blessure faite par un coup de sabre dans l'hypochondre droit, et dont la cicatrice, dégagée de tout appareil contentif, se souleva plus tard, après dix-huit mois, sur une tumeur du volume des deux poings, aisément réductible.

La production de la hernie traumatique se comprend bien, dans ce cas, comme dans certaines éventrations, par l'affaiblissement de résistance des parois abdominales, après la formation de la cicatrice.

Delpech (*Précis des maladies chirurgicales*, tome II, 1816) indique le triangle décrit par J. L. Petit, en parlant *des hernies abdominales qui ont lieu à la faveur de l'éraillement des fibres aponévrotiques ou musculaires de l'enceinte du bas-ventre;* et il explique, d'après la disposition anatomique de la région du flanc, le mécanisme de l'évolution des hernies connues sous le nom de *lombaires.* Il tire de là cette conséquence que le diagnostic en est simple, facile, et que la tumeur ne peut guère être jamais accompagnée d'accidents sérieux.

« Du reste, ajoute le célèbre professeur de Montpellier, s'il devenait nécessaire d'ouvrir la tumeur, pour faire cesser un étranglement, la situation profonde de l'ouverture qu'il s'agirait de débrider, et le danger d'intéresser une des artères lombaires, devraient faire renoncer à l'usage de l'instrument tranchant, pour cette partie de l'opération, et donner la préférence aux dilatants connus. »

Delpech ne montre aucune preuve clinique à l'appui de son appréciation supposée.

Notre éminent collègue et maître, le professeur J. Cloquet, a rappelé une observation des plus remarquables qui lui est propre et qu'il a publiée, dès 1819, dans une thèse de concours, intitulée : *Recherches sur les causes et l'anatomie des hernies abdominales.*

L'intérêt de cette observation bien complète et détaillée avec soin, nous engage à la reproduire sommairement :

Un homme âgé de soixante-quinze ans, d'une bonne constitution, mais sujet, depuis une vingtaine d'années, à des maux d'estomac et à de fréquents vomissements, fait un jour, le 10 mars 1812, un effort violent pour soulever un matelas, et aussitôt il éprouve une douleur vive dans la région lombaire droite, avec sensation de déchirement. Cette douleur, d'abord fixe, disparaît au bout de six semaines, par des moyens simples, sinon spontanément ; mais elle se manifeste de nouveau, deux mois après, dans le même point, pendant un mouvement du malade pour se lever sur son lit.

M. Cloquet, appelé le lendemain, constate les signes d'un étranglement herniaire dans la région lombaire, coliques, nausées, vomissements, constipation, etc. Une tumeur siégeant entre la dernière côte et la crête de l'os iliaque, présente tous les caractères d'une hernie incomplétement réductible, avec une douleur vive et continue dans la région iliaque et lombaire, selon la direction du cæcum et du côlon ascendant. L'augmentation de volume de cette tumeur dans la station debout, et sa diminution dans le décubitus, sont suivies d'une réduction spontanée par la position du malade sur le ventre, à ce point qu'au lieu d'un gonflement, une dépression devient manifeste.

« Ne doutant pas, dit M. Cloquet, que cette hernie ne fût une hernie lombaire », il se contente d'abord de prescrire quelques palliatifs, puis, ayant fait transporter le malade à l'hôpital Cochin, il s'entend avec M. Cayol, pour lui faire appliquer une ceinture bouclée, garnie d'une pelote, qui maintient la hernie parfaitement réduite, sans que le malade en éprouve ensuite aucune incommodité.

Tel est, en aperçu, ce modèle d'observation de hernie lombaire, dont l'intérêt l'emporte sur le fait de J. L. Petit.

Boyer (*Traité des maladies chirurgicales*, t. VIII, 1822), en exposant, avec son savoir méthodique, les caractères des *hernies ventrales*, rapporte avoir vu une hernie consécutive à un coup de pied de cheval, porté sur la partie moyenne et latérale droite du ventre. Mais ce n'est pas là précisément la hernie lombaire, que Boyer devait définir.

Il rappelle d'ailleurs l'observation incomplète de J. L. Petit; et c'est probablement cette citation souvent reproduite, sans contrôle, qui a contribué à faire admettre l'opinion erronée que l'illustre directeur de l'Académie de chirurgie avait décrit le premier la hernie lombaire.

Jalade Lafond (*Considérations sur les hernies abdominales et les bandages herniaires*, 1re partie, 1822) signale la rareté de la hernie dorsale ou lombaire, en indiquant de même le fait de J. L. Petit; et il présume que l'on a donné aussi le nom de *hernie lombaire* au déplacement ou à la dilatation contre nature du rein et de son bassinet, soit par l'urine, soit par un corps étranger, comme des calculs et des graviers.

Beaumont (de Lyon) (*Notice sur les hernies*, 1827) s'exprime de la manière suivante sur les hernies lombaires :

« Nous avons fort peu de chose à dire sur les déplacements qui se font quelquefois à la partie postérieure du dos, à travers l'intervalle que laissent entre eux le bord postérieur du muscle grand oblique et le bord externe du grand dorsal. Il est certain pourtant que ces hernies, auxquelles on donne le nom de lombaires, ont été observées un jour par J. L. Petit, et une fois, à notre connaissance, par M. Cartier (de Lyon). — On les reconnaît aux signes communs à toutes les autres hernies. Un chirurgien instruit doit être prévenu de leur possibilité, pour ne point les confondre avec d'autres maladies qui peuvent survenir dans cet endroit. Tels sont les dépôts par congestion, les loupes, etc. »

Jobert (de Lamballe) (*Traité des maladies chirurgicales du canal intestinal*, t. II, 1829) se contente de reproduire, à propos des hernies ventrales, les deux observations de J. L. Petit et de J. Cloquet, sous le titre également de hernie lombaire, et il y joint quelques remarques, d'après Boyer, sur les causes mécaniques, les symptômes, le diagnostic et le traitement des hernies ventrales.

Velpeau (*Traité de médecine opératoire*, t. II, 1832) cite simplement la hernie lombaire parmi les hernies ventrales que l'on peut exceptionnellement rencontrer, et en disant que « si elles venaient à s'étrangler, ce qui est presque inouï, leur opération n'aurait non plus rien de particulier. Il faut en dire autant, ajoute-t-il, de cette hernie du flanc ou *lombaire*, signalée par J. L. Petit, dont il mentionne l'observation, avec celles de Lassus, de Pelletan et de J. Cloquet.

Will. Lawrence (*A treatise on ruptures*, 5e édition, 1838) décrit et admet sans conteste la hernie lombaire, dont il précise le siége, d'après J. L. Petit, en rappelant l'observation de M. J. Cloquet comme type de description la plus complète.

Il fait allusion ensuite à l'observation de Ravaton (*loc. cit.*), et mentionne un fait relaté dans les *Philosophical transactions*, n° 410, par Budgen. Il s'agit d'un cas présumé de cystocèle lombaire congénitale, mais dont l'existence n'est rien moins que démontrée, d'après la remarque de Lawrence.

M. Decaisne, médecin de l'armée belge (*Bulletin de la Société de médecine de Gand*, janvier 1839), a publié une observation de hernie lombaire que je dois analyser :

Un enfant de six ans était tombé, d'une hauteur de 30 pieds, sur des palissades et avait été transporté à l'hôpital, avec trois fortes contusions, l'une à la tête, l'autre à la poitrine et la troisième au flanc droit. Une tumeur instantanément produite dans le flanc gauche, ayant la grosseur d'un œuf, une base large et une consistance assez ferme, « siégeait, dit M. Decaisne, un peu au-dessous de la partie moyenne de l'espace » compris entre la dernière côte et la crête de l'os des iles, à » quatre travers de doigt sur le côté des apophyses épineu- » ses », dans le point délimité par J. L. Petit.

Cette tumeur, examinée avec soin par MM. Decaisne et Vanvarenbergh, offrait tous les signes d'une hernie réductible et fut en effet immédiatement réduite dans le décubitus latéral du côté opposé, en faisant entendre un gargouillement caractéristique de l'entérocèle, et en laissant une dépression avec écartement appréciable, à la place de la tumeur. Un appareil contentif maintenu par un bandage de corps fit cesser aussitôt les vomissements et les cris du malheureux enfant. Mais il fut atteint, par la contusion de la tête, de symptômes cérébraux très-graves, et succomba, dès le second jour de l'accident, sans que l'autopsie pût être faite.

Verdier (*Traité pratique des hernies*, 1840) fournit l'observation (55e), trop écourtée, d'une hernie lombo-abdominale, survenue chez un homme, à la suite d'une chute violente sur la région du flanc droit. — Le malade avait été adressé à Gasc (l'un de mes honorables prédécesseurs au conseil de santé des armées), qui avait constaté avec Verdier une tumeur molle, pâteuse, élastique, à demi réductible, située entre la dernière fausse côte et le bord supérieur de l'os coxal. — C'était, malgré le laconisme de l'observation, une hernie lombo-abdominale, qu'un bandage spécial, muni d'une plaque et d'une ceinture, finit par maintenir réduite, après avoir provoqué, dans les premiers temps, de la gêne et des douleurs qui se dissipèrent peu à peu.

Malgaigne (*Leçons cliniques sur les hernies*, 1841) n'a pas tout à fait passé sous silence les hernies lombaires; mais il se contente de dire, à propos des éventrations : « Sir Astley Cooper a décrit d'autres hernies, siégeant sur la ligne demi-circulaire, c'est-à-dire en dehors des muscles droits. Il y a aussi des hernies lombaires, en arrière du muscle grand oblique, etc. », mais il n'ajoute rien à ce sujet.

Vidal, de Cassis (*Traité de pathologie externe*, t. V, 1841), répète simplement le fait de J. L. Petit et celui de M. Decaisne, sans y joindre aucune remarque.

M. Van Hengel, des Pays-Bas (*Gazette des hôpitaux*, 1848),

a rapporté la curieuse observation d'une femme qui, à la suite d'une chute, éprouva une douleur vive au-dessous des fausses côtes du côté gauche, fut traitée pour une pleurésie par plusieurs médecins et soumise à un traitement spoliatif et prolongé. — Cette femme reçut les soins, trente-six ans plus tard, de M. Van Hengel, qui constata l'existence d'une tumeur située dans le flanc gauche, et dont l'origine, d'après le dire de la malade, remontait à l'époque de sa prétendue pleurésie. Cette tumeur s'abcéda, et au fond de l'abcès ouvert spontanément, il fut facile de reconnaître une anse intestinale. La guérison se fit heureusement.

William-Coles (*The Dublin Journal*, mai 1857) fait mention d'une petite fille de trois ans, qui avait dans le flanc gauche une hernie lombaire congénitale, d'assez petit volume et facilement réductible. La *Gazette médicale de Paris*, janvier 1858, reproduit le fait, sans lui donner plus de développement.

M. Nélaton (*Éléments de pathologie chirurgicale*, t. IV, 1857) rappelle seulement l'observation de la hernie lombaire de J. L. Petit, mais en admettant la possibilité de ce cas rare qui, depuis, s'est en effet présenté, une fois, à l'observation de notre éminent collègue, dans les circonstances suivantes :

Il m'a dit avoir été consulté, vers 1858 ou 1859, par un chef de gare qui avait reçu dans le flanc gauche le choc violent d'un tampon de wagon. Des symptômes primitifs assez graves furent suivis de la production d'une tumeur du volume du poing, de forme hémisphérique, d'une consistance molle, dépressible et réductible, offrant tous les signes d'une hernie lombaire. Elle avait donné lieu d'abord à des erreurs de diagnostic, telles que collection sanguine, dépôt purulent, hernie musculaire, etc.

Une ceinture à boucle, garnie d'une pelote, fut suffisante pour maintenir la hernie réduite, en faisant cesser tous les accidents, et bien des fois, depuis cette époque, M. Nélaton a constaté la réduction définitive.

M. Chapplain (*Bulletin des travaux de la Société de médecine de Marseille*, juillet 1861) publie l'observation d'un ouvrier qui eut le corps pris entre un mur et le timon d'une charrette, sans en éprouver aucun mal immédiatement; mais bientôt il ressentit dans le flanc droit une douleur devenue fixe, permanente, et suivie de la formation d'une tumeur qui nécessita son entrée à l'hôpital. — M. Chapplain, dans le service duquel il fut placé, constata en effet, par une exploration attentive, l'existence d'une tumeur réductible, siégeant dans le point précisé par J. L. Petit, entre la dernière fausse côte et la crête iliaque. Elle disparaissait spontanément dans le décubitus horizontal, tandis qu'elle reparaissait dans la station verticale, avec tous les signes d'une entérocèle. — Un appareil contentif fut appliqué, mais nous ne savons pas le résultat définitif de l'observation, qui suggère cependant à l'auteur quelques remarques utiles sur la rareté, le siége, le diagnostic, l'étranglement et la réduction des hernies lombaires.

M. Marmisse, de Bordeaux (*Gazette des hôpitaux*, 1862), a trouvé, sur le cadavre d'une femme âgée de soixante-deux ans et très-obèse, une tumeur dans la région latérale gauche de l'abdomen, entre l'os iliaque et les fausses côtes, ayant acquis le volume d'une tête de fœtus à terme. Cette tumeur, selon les renseignements obtenus, datant d'une vingtaine d'années, sans avoir provoqué d'accident, n'avait jamais été réduite. La peau qui la recouvrait, devenue très-mince, enveloppait une masse élastique et dépressible, dont la réduction facile et les autres signes caractéristiques ne laissaient aucun doute sur la présence d'une hernie intestinale.

De justes réflexions, jointes à l'exposé du fait, tendent à expliquer le mécanisme de cette hernie lombaire par l'accumulation excessive de la graisse dans l'épaisseur de la paroi abdominale, en indiquant que du vivant de la malade, on aurait pu, à l'aide d'une lumière artificielle, constater la transparence de la tumeur et le mouvement vermiculaire de l'intestin, pendant le travail de la digestion.

Si cette femme n'avait pas succombé aux effets anatomo-pathologiques de l'obésité, elle eût été exposée, par un effort ou par une cause mécanique, à la rupture de l'enveloppe tégumentaire et à une large éventration.

M. Basset (*Bulletin de la Société de médecine de Toulouse*, 1864) a fait connaître une observation de hernie lombaire, chez un jeune homme de dix-huit ans, après avoir rappelé la rareté de cette affection et les deux ou trois faits toujours cités. Voici le résumé de cette observation :

Un jeune homme des environs de Toulouse, ayant déjà consulté un médecin de sa localité, pour une tumeur de la région postérieure du flanc gauche, croyait avoir, suivant son avis, un lipome dont l'extirpation était nécessaire; mais avant de s'y décider, il vint s'adresser à M. Basset, pour se faire opérer par lui. Il était grand, fort et robuste, n'ayant que dix-huit ans, et portait cette tumeur depuis son enfance, d'après les renseignements donnés par son père.

Siégeant donc à la partie postérieure du flanc gauche, la tumeur avait le volume d'une pomme ordinaire et une forme ovoïde; elle était indolente, molle, élastique, et sans fluctuation, avec toutes les apparences d'un lipome. Mais les efforts de toux la rendaient plus saillante, comme une hernie, en même temps que l'application de la main à sa surface percevait un mouvement d'expansion marquée. La réduction, facile enfin par le taxis, ne laissait plus de doute sur l'existence d'une hernie, c'est-à-dire de la hernie lombaire.

Le seul antécédent à noter dans ce cas, c'est que le jeune homme appartenait à une famille de hernieux, et avait sans doute subi, en cela, l'influence de l'hérédité. Il ne s'agissait donc plus de l'extirpation dangereuse d'un prétendu lipome, mais de la simple contention d'une hernie confirmée. Une ceinture de gymnase, facile à serrer, fut choisie comme le bandage le plus simple, le plus commode pour soutenir les parois lombaires, en dissimulant une légère difformité.

M. Grynfeltt, interne distingué des hôpitaux de Montpellier, en 1866, a publié, au mois d'avril de cette année-là, dans le tome XVI du *Montpellier médical*, la première monographie sur la question qui nous occupe, en lui donnant pour titre : *Quelques mots sur la hernie lombaire, à l'occasion d'un fait observé dans le service de clinique chirurgicale de M. le professeur Bouisson.*

L'auteur, qui a bien voulu me demander mon avis sur ce travail, trouvera sans doute opportun de publier le résultat ultérieur de son observation, comme complément de la discussion soulevée devant l'Académie.

Disons, en attendant, que le travail de M. Grynfeltt présente d'abord d'intéressantes considérations sur la rareté de la hernie ventrale, qui se fait entre les fausses côtes en haut et la partie postérieure de la crête iliaque en bas, entre le bord antérieur du muscle grand dorsal en arrière et le bord postérieur du muscle grand oblique en avant. Il indique aussi ou rappelle quelques-uns des faits que je viens de résumer, et auxquels j'ai pu en ajouter plusieurs autres. Notre jeune et savant confrère fait allusion ensuite au cas que j'ai observé moi-même autrefois, et au sujet duquel je viens aujourd'hui faire cette communication. — Il expose enfin le fait nouveau qui a motivé ses propres recherches, en nous fournissant une étude complète de la question anatomique.

L'observation recueillie par M. Grynfeltt, dans le service de M. le professeur Bouisson, à l'Hôtel-Dieu de Saint-Éloi, se rapporte à un homme de soixante-dix ans, admis à l'hôpital en novembre 1865, pour un écrasement sans gravité aucune des membres inférieurs.

Cet homme, ancien soldat, d'une constitution affaiblie, est affecté d'un tremblement général, provoqué ou entretenu par l'abus des boissons alcooliques. Il éprouve de la gêne dans la respiration, et sa dyspnée, d'ailleurs peu intense, paraît symptomatique d'un emphysème pulmonaire et d'un catarrhe bronchique. — Quant à la lésion accidentelle, elle résulte d'une chute et d'un écrasement des cuisses par la roue d'une voiture légère, qui n'a déterminé ni fracture ni accident sérieux, mais seulement une double contusion avec ecchymose étendue aux deux membres.

Le malade était en traitement depuis quelques jours, lorsqu'on découvre, dans la partie postérieure du flanc gauche, une tumeur arrondie du volume du poing, molle, indolente, élastique au toucher, sonore à la percussion, réductible enfin et constituant, par ses caractères particuliers comme par son caractère anatomique, une hernie lombaire présumée entéro-épiploïque. Nous n'avons pas besoin de reproduire l'exposé de tous les signes confirmant le diagnostic bien établi.

L'origine de cette tumeur, datant de trois ans, a été un violent coup de poing, assené dans le flanc gauche, dont les parois, éraillées peut-être ou affaiblies, ont favorisé vers cette région la saillie d'une anse intestinale. — Jamais la hernie n'a provoqué de douleurs, ni de troubles dans les fonctions digestives, si ce n'est quelques coliques légères et de courte durée, soit par de la constipation, soit par des écarts de régime. — L'application d'un brayer avait été prescrite d'abord par M. Réveil, de Nîmes, qui avait, le premier, parfaitement reconnu la tumeur herniaire; mais son volume, sensiblement diminué d'abord par le bandage, avait, à sa suppression, pris un développement nouveau. — C'est pourquoi M. Bouisson fait faire un appareil spécial, qui, bien approprié à cette hernie, la maintient définitivement réduite. Une large ceinture élastique, à trois boucles et munie d'une pelote à plaque métallique, forme cet appareil, qui permet au malade d'être évacué ensuite de l'Hôtel-Dieu sur l'hôpital général de Montpellier.

Telle est l'observation qui a guidé M. Grynfeltt dans son étude sur la hernie lombaire, en le conduisant à une description anatomique des plus attentives et des mieux suivies sur cette région des parois abdominales. On ne pourra, sous ce rapport principalement, produire de nouveaux faits, sans consulter, comme nous, l'excellent travail de l'ancien élève du professeur Bouisson.

Ce qu'il a eu le mérite de faire pour la partie anatomique de la question, j'ai tâché de le faire pour la partie historique, et je vais compléter, à mon tour, ces recherches, par l'exposé de nouveaux faits cliniques, dignes peut-être de fixer encore l'attention de l'Académie.

Un médecin-major de l'armée, auquel je faisais allusion, dans la dernière séance, M. Sistach, a publié, en 1867, dans le *Recueil des mémoires de médecine militaire*, t. XIX de la 3e série, une observation de hernie lombaire, qu'il avait recueillie, dans son service, à l'hôpital militaire de Constantine. Je résume succinctement cette observation, pour en montrer l'intérêt :

Un ouvrier mineur de l'armée d'Afrique, âgé de quarante-six ans, est renversé, le 13 mai 1866, par l'éboulement d'un monceau de terre schisteuse, tombé sur lui d'une hauteur de 6 à 7 mètres. Il en a tout le côté gauche couvert, depuis le cou jusqu'aux pieds, et demeure comme enseveli sous cette masse, d'où il est retiré quelques minutes après. Une vaste contusion et quelques excoriations ou plaies superficielles se montrent sur toute l'étendue du côté correspondant de la poitrine et de l'abdomen, avec un vaste épanchement sanguin dans la région du flanc. — Le blessé, transporté à l'hôpital civil, y reçoit les soins nécessaires, mais à l'épanchement de sang succède un foyer purulent, dont l'ouverture ne se cicatrise que deux mois après la sortie de l'hôpital. C'est alors qu'au même niveau se manifeste une tumeur du volume du poing, saillante, dans la position verticale et dépressible ou spontanément réductible, dans la position horizontale. — Le médecin consulté prescrit l'application d'une ceinture qui maintient la tumeur réduite et permet à l'ouvrier mineur de reprendre son travail.

Mais des douleurs rhumatismales le font entrer à l'hôpital militaire, où M. Sistach l'examine attentivement et constate l'existence d'une hernie lombaire. Il en décrit fort bien le siége et les rapports, les signes et les modifications, suivant la station verticale ou le décubitus, soit dorsal, soit abdominal ou latéral, et selon les efforts d'expulsion ou les effets de la toux. — Le diagnostic est si clairement établi, qu'il ne laisse aucun doute sur l'existence de la hernie lombaire et se confirme d'ailleurs entièrement, par la réduction facile de la tumeur et par son maintien à l'aide d'un bandage circulaire, qui prévient tout accident ou les moindres troubles digestifs.

J'ajouterai deux faits inédits à tous ceux-là.

M. Auzias-Turenne m'a indiqué, en peu de mots, un cas de hernie lombaire observé par lui, l'an dernier, sur le père d'un élève en médecine. La tumeur, datant de trois ans et survenue sans cause appréciable, siégeait au flanc gauche. Elle avait seulement le volume d'une noix, était molle, inégale, bosselée, aplatie, et paraissait constituée par une portion d'épiploon. Réduite facilement, elle était maintenue en place par un simple bandage de corps et n'avait jamais donné lieu au moindre accident.

M. le professeur Dolbeau m'a dit avoir observé dans ces derniers temps, chez une femme, une hernie lombaire intestinale qui, ayant été prise pour un abcès, fut ouverte avec le bistouri et donna issue à des matières fécales. Mais heureusement l'erreur de diagnostic du médecin de la malade n'eut pas d'autres suites fâcheuses, sauf l'anus accidentel dont la cicatrisation amena la guérison définitive.

M. Hardy, par son intéressante communication à l'Académie, dans la dernière séance, m'a suggéré ainsi l'idée de compléter les recherches que j'avais entreprises sur la hernie lombaire, à propos de l'observation dont il me reste à entretenir l'Académie. — Rappelons seulement, avant cela, les circonstances principales du fait signalé à son attention par notre honorable collègue.

L'observation de M. Hardy se rapporte à une femme encore jeune, de forte constitution, traitée récemment à l'hôpital Saint-Louis, pour une paraplégie syphilitique incomplète, dont la cause fut attribuée à une compression partielle de la moelle épinière par une exostose.

Cette femme, en faisant de violents efforts de défécation, éprouva, instantanément, une douleur dans le flanc gauche, avec sensation de craquement, et en y portant la main, elle y trouva une tumeur. Celle-ci, examinée avec le plus grand soin par M. Hardy, siégeait au niveau de la partie externe et postérieure de la paroi abdominale, dans l'espace compris entre les dernières fausses côtes et la crête iliaque. Elle étai arrondie, volumineuse à peu près comme les deux poings, incolore, indolente, élastique, dépressible et facilement réductible, sans occasionner de troubles digestifs. Ces signes parfaitements décrits par notre collègue et constatés, après la séance, par plusieurs d'entre nous, ne laissent aucun doute sur l'existence de la hernie lombaire.

Une particularité remarquable a surtout fixé l'attention, c'est une échancrure manifeste, palpable, du rebord de la crête iliaque du côté correspondant, c'est-à-dire à gauche, tandis qu'à droite cette disposition anormale ne paraît pas exister, comme on le supposait, ou du moins n'est pas, à beaucoup près, aussi appréciable.

C'est sans doute cette échancrure iliaque, soit congénitale, soit syphilitique du côté gauche, qui a favorisé la production de la hernie, comme notre honorable collègue, M. Huguier, en a exprimé depuis l'opinion, en contestant, ici, la justesse du terme admis de *hernie lombaire,* pour y substituer celui qu'il propose de *hernie sus-iliaque.*

Cette série de vingt-cinq observations sommaires d'une hernie assez rare, en offrirait sans doute un plus grand nombre, si tous les faits épars dans les annales de la science pouvaient être réunis, et surtout si ceux qui sont restés inédits étaient publiés. La chirurgie pratique tirerait de là un précieux enseignement, et c'est pour y contribuer que j'ai entrepris ce travail, en l'abrégeant à la lecture.

Il ne me reste plus aujourd'hui qu'à exposer à l'Académie l'observation complète de hernie lombaire traumatique, recueillie autrefois à l'hôpital militaire du Val-de-Grâce, dans mon service de clinique chirurgicale.

M. B..., sous-lieutenant au 3e régiment d'infanterie de marine, en 1851, avait trente ans alors, de l'embonpoint et une constitution robuste, exempte de toute maladie antérieure, en rapport avec l'affection chirurgicale qui réclamait nos soins, et dont voici l'origine.

Il avait été atteint, le 21 juillet 1849, dans un combat au

Sénégal, d'un coup de feu tiré par un nègre en embuscade, à quelques pas de distance. La balle ayant pénétré par la région épigastrique, un peu au-dessous de l'appendice xiphoïde, sur le bord gauche de la ligne blanche, paraissait avoir traversé l'abdomen, sinon dans sa cavité, du moins dans ses parois, d'avant en arrière, suivant une direction oblique, de haut en bas, et s'était arrêtée sous les téguments, vers le bord externe de la région des lombes, au niveau de la deuxième vertèbre lombaire.

La sensation instantanée de cette blessure avait été celle d'une contusion violente du ventre, avec suspension passagère de la respiration et chute immédiate sur le côté, mais sans perte de connaissance. Secouru aussitôt, le blessé fut transporté à l'ambulance, où la plaie de l'abdomen fut explorée, par l'introduction d'une sonde à une assez grande profondeur, sans qu'un pansement provisoire pût être fait. M. B... dut même se rendre à bord, seul et à pied, parce que tous les hommes étaient retenus au combat. La blessure n'avait donné lieu du reste qu'à un très-faible écoulement de sang; mais la boisson ingérée auparavant dans l'estomac (de la limonade) provoqua bientôt des vomissements, qui se reproduisirent chaque fois que la moindre quantité de tisane était avalée. Ce fut à tel point, que, pendant un mois, le blessé dut être soumis à une diète absolue d'aliments liquides.

Une nouvelle exploration de la plaie, faite par le chirurgien du bord, lui fit reconnaître la présence du projectile et sa mobilité sous la peau de la région lombaire. Une contre-ouverture superficielle suffit pour en opérer l'extraction immédiate. La balle s'était déformée, en brisant et entraînant dans son trajet l'épinglette avec sa chaîne, dont les fragments multiples furent successivement rejetés par la suppuration. Réduit par un régime sévère à une faiblesse et à une émaciation extrêmes, M. B... fut sans doute redevable à cet état de la guérison d'une blessure aussi grave. Celle-ci fut même considérée comme incurable par le chirurgien de l'expédition et par M. Chassagnol, chirurgien en chef.

La suppuration établie, dès le troisième jour, par les deux

plaies, fut beaucoup plus abondante par celle de sortie que par celle d'entrée, qui se cicatrisa même, au bout d'une quinzaine de jours. Les corps étrangers trouvèrent tous leur issue par la plaie lombaire, jusqu'à un morceau de drap qui en fut expulsé, après deux mois de suppuration. Mais il n'y eut aucune parcelle d'os éliminée. Réduite enfin à un pertuis fistuleux, cette plaie permit au blessé de sortir de l'hôpital de l'île Saint-Louis, où il avait été transporté du bord, et elle parvint bientôt après à une complète cicatrisation.

Les suites de cette blessure furent d'abord des douleurs assez vives dans tout son trajet, provoquées par les changements de temps, et quelquefois devenues telles, que la respiration en était momentanément gênée. M. B..., au bout d'une année, avait repris des forces et un peu de son embonpoint, par une alimentation suffisante, lorsque, en mars 1850, faisant un effort des reins pour porter le corps en avant, il éprouva tout à coup dans la région postérieure, un peu au-dessus et en avant de la cicatrice de la région lombaire, une sensation insolite qui lui fit reconnaître, pour la première fois, l'existence d'une tumeur bien prononcée.

Cette tumeur, offrant à peu près le volume d'un petit œuf de poule, avait une consistance assez ferme, quoique dépressible et assez facilement réductible sous la main. Elle tendait d'ailleurs à s'affaisser spontanément et à disparaître, sous la seule influence d'une attitude différente, telle que le décubitus sur le côté opposé. M. B..., préoccupé de la manifestation de cette tumeur, la fit examiner par son chirurgien, qui l'envoya de nouveau à l'hôpital de la marine de Saint-Louis du Sénégal.

On supposa d'abord que c'était un abcès : des cataplasmes furent appliqués, et déjà il était question d'une ouverture avec le bistouri, lorsqu'un examen plus attentif fit reconnaître qu'il ne s'agissait pas d'une tumeur purulente. Mais alors les chirurgiens, réunis en consultation, furent d'opinions différentes, quoique s'accordant sur l'existence d'une hernie ; l'un pensa qu'elle était formée par le poumon, un autre par l'intestin, un troisième par l'épiploon.

En conséquence et quoi qu'il en fût, on appliqua sur cette hernie bien réduite un bandage contentif en toile de coutil, muni d'une pelote de charpie, pour maintenir la réduction. — Le premier effet produit par cette compression fut de provoquer le vomissement des substances alimentaires ingérées peu d'instants auparavant. Le malade se débarrassa aussitôt de cet appareil, mangea de nouveau et ne vomit plus, mais pour tromper le médecin, il se contentait de remettre le bandage en place, au moment de la visite. — Une vingtaine de jours se passèrent ainsi, pendant lesquels la tumeur, sans augmenter de volume, devenait plus saillante momentanément, sous l'influence de la toux, de la défécation et des efforts. — Le malade sortit de l'hôpital et put reprendre son service, d'ailleurs peu pénible, en se contentant de maintenir la tumeur à peu près réduite, à l'aide d'un bandage ordinaire de hernie abdominale.

Rappelé en France et envoyé à Metz, M. B... se fit visiter à l'hôpital militaire par MM. Hénot et Scoutetten. Le premier crut que la hernie était formée par l'estomac, le second par l'intestin. Une ceinture en caoutchouc munie d'une pelote compressive ne put être supportée à demeure, sans provoquer de nouveau des vomissements. Le malade quitta bientôt Metz, vint à Paris et entra, le 1er octobre 1851, au Val-de-Grâce, dont j'étais alors le chirurgien en chef.

Après avoir interrogé longuement cet officier sur les antécédents que je viens d'exposer, et qui furent recueillis dans tous leurs détails par mon ancien élève et aide de clinique M. Onésime Lecomte (aujourd'hui médecin principal à l'armée d'Afrique), nous procédâmes à l'examen attentif de l'état local du malade, dont l'état général était d'ailleurs satisfaisant, et voici le résultat de cette exploration :

A la région épigastrique, entre la ligne blanche et le rebord des fausses côtes du côté gauche, existait une cicatrice légèrement déprimée, un peu oblongue, de 2 centimètres environ d'étendue, insensible à la pression, mais douloureuse, quelquefois jusque dans la direction de l'autre cicatrice, sous l'influence des changements de temps.—A la partie postérieure, inférieure et latérale gauche du tronc, vers le côté externe de la région lombaire, existe cette autre cicatrice, ovalaire, déprimée, offrant l'aspect d'une cicatrice de plaie d'arme à feu, bien que l'extraction du projectile eût nécessité, en ce point, une contre-ouverture. Cette cicatrice est encore moins douloureuse que la précédente.

Au-dessus de cette cicatrice lombaire surgit une tumeur siégeant au niveau du rebord postérieur des dernières côtes, située un peu obliquement, de forme ovalaire, excédant le volume de la moitié d'un gros œuf de poule, susceptible, par les efforts d'expulsion, d'un grossissement visible et palpable. —La surface de la tumeur est parfaitement lisse, sans aucune modification de la peau, qui a conservé sa couleur et sa souplesse normales. Sa consistance, à la palpation superficielle, est molle, dépressible et même susceptible de s'effacer entièrement. Une pression plus forte, non-seulement réduit la tumeur comme une hernie et la maintient réduite, tant que la main reste en place, mais il semble qu'une ouverture profonde, irrégulièrement arrondie, formant presque un anneau fibreux, constitue l'orifice d'un véritable canal, à travers lequel un organe ferait hernie. Le doigt éprouve, de plus, dans cette exploration, le contact d'une petite masse globuleuse qui semble se pelotonner et s'affaisser, pour rentrer dans son ouverture. — La pression par glissement fournit mieux encore cette sensation. Ce n'est pas cependant tout à fait la consistance pâteuse d'une épiplocèle, et ce n'est pas non plus la consistance élastique d'une poche ou d'une anse intestinale, quoique le malade ait cru sentir des gargouillements dans la tumeur. — Il n'annonce du reste ni coliques, ni hoquets, ni envies de vomir, soit habituellement, soit même lorsque la tumeur est soumise à des pressions directes. — La percussion avec le plessimètre, sauf expérience plus exercée, donne de la matité dans tous les points. — L'auscultation au stéthoscope ne fait entendre aucune espèce de bruit particulier. — L'inclinaison du tronc sur le côté droit ou opposé, tend à affaisser et à faire disparaître la tumeur presque totalement. — La pression exercée dans cette attitude perçoit à peine la sensation précitée, qui se rapporterait encore à quelques pelotons graisseux ou à une frange épiploïque, d'après le frottement, plutôt qu'à tout autre organe. — Ajoutons qu'au moment de l'ingestion d'une certaine quantité de liquide dans l'estomac, aucune modification ne se présente dans la tumeur. Celle-ci enfin aurait augmenté de volume, d'après le dire du malade, avec le développement progressif de son embonpoint.

De tous les renseignements qui précèdent, et de l'exploration attentive de cette tumeur, il résulte pour nous qu'il s'agit là, évidemment, d'une hernie lombaire, mais non d'une hernie de l'estomac, ni exclusivement d'une hernie de l'intestin, tandis que ce serait plutôt, selon toutes les probabilités, une hernie de l'épiploon, avec adhérence ou pénétration partielle d'une anse intestinale.

L'indication était fort simple, mais d'une application assez difficile. Il importait de maintenir la tumeur réduite, à l'aide d'un bandage spécial, assez solide et assez contentif pour que son élasticité ou les efforts de la toux ne pussent le déplacer, en provoquant la reproduction de la hernie.

Je l'ai fait examiner par plusieurs chirurgiens, notamment par Vidal (de Cassis), par mon ami le professeur Sédillot, et par notre collègue M. Demarquay, dont j'appelle le souvenir. Leur opinion, formulée d'abord diversement sur les parties herniées, s'est ensuite rangée à la nôtre.

La fabrication du bandage a nécessité plusieurs modifications, pour le rendre définitivement efficace et supportable, au moyen d'une ceinture fixée à la base de la poitrine.

M. B... quitta le Val-de-Grâce, dans ces bonnes conditions, pour retourner aux colonies, dont il a supporté, pendant plusieurs années encore, le dangereux climat, au milieu des foyers épidémiques. Mais sa vigoureuse constitution fut atteinte par les effets de la pléthore et de l'obésité. Il mangeait énormément, buvait beaucoup et était devenu tellement gras, qu'il respirait avec peine et avait souvent de violentes quintes de toux. Ce fut dans l'un de ces accès qu'apparut une hernie nouvelle, vers le niveau de la cicatrice de la région épigastrique, en même temps que l'ancienne hernie lombaire, dont la réduction néanmoins fut encore maintenue.

M. B..., dans le courant du mois d'août 1859, se trouvait aux environs de Cayenne, lorsqu'il fut pris d'une fièvre pernicieuse algide et succomba, malgré les soins les plus affectueux, les plus éclairés que lui prodigua M. J. Mayer, aujourd'hui médecin en chef de la marine à Brest.

C'est à l'obligeance de cet honorable confrère que je dois ces derniers renseignements, complétés par le résultat de l'autopsie. Elle fit reconnaître une abondance considérable de graisse, à toute la surface du corps, dans l'épaisseur des muscles et dans les interstices de tous les viscères; une sorte de phlébectasie des grosses veines, gorgées de sang; une dépression notable entre l'épigastre et l'ombilic, avec la cicatrice d'une plaie ancienne; une distension très-grande de l'estomac, avec dilatation des orifices cardiaque et pylorique; une hypertrophie énorme du foie, plus encore de la rate, et une surabondance de tissu adipeux dans toute l'étendue de l'épiploon, dont une portion formait la hernie lombaire.

Quant au trajet de l'ancienne blessure, il offrait une particularité notable qui a fixé l'attention de M. Mayer, c'est que les parois abdominales hypertrophiées par la graisse, paraissaient avoir été seules traversées par le projectile, sans lésion, du moins appréciable, d'aucun organe.

Telle est l'observation, trop longue peut-être, que j'avais conservée, depuis dix-huit ans, parmi celles de la clinique du Val-de-Grâce. Communiquée aujourd'hui seulement à l'Académie, en s'ajoutant au cas intéressant de M. Hardy, au bon travail de M. Grynfeltt et à tous les faits épars que j'ai réunis, elle pourra fournir aux chirurgiens une étude plus complète de la hernie lombaire.

Quelques remarques à la suite de ces *recherches et observations* me permettent aussi de les présenter sous forme de conclusions :

La rareté de la hernie lombaire est assurément reconnue; mais au lieu de trois ou quatre cas seulement cités, ou sans cesse répétés, jusqu'ici, par la plupart des auteurs, nous avons pu en trouver vingt-cinq exemples et les analyser.

L'expression de *hernie lombaire* est justifiée, d'après son étymologie même, indiquant bien, comme siége, les régions des lombes, situées sur les côtés de la région ombilicale et ayant pour limites : antérieurement, une ligne fictive verticale entre l'épine iliaque antérieure et supérieure et le rebord cartilagineux des côtes ; postérieurement, les vertèbres lombaires ; supérieurement, une ligne transversale, au niveau de la base de la poitrine ; et inférieurement, une semblable ligne, au niveau de la base du bassin.

Le développement des hernies dans la région lombaire ou costo-iliaque est dû, à part les causes traumatiques, à la disposition anatomique des parties, formant un espace que l'on peut désigner sous le nom de *triangle de J. L. Petit.* — Cet espace, circonscrit par le sacro-spinal et le grand dorsal en arrière, par le bord postérieur du grand oblique en avant, et par la crête iliaque en bas, où se trouve sa partie la plus large, a pour fond l'aponévrose dans sa moitié postérieure, et dans sa moitié antérieure les muscles petit oblique et transverse. — Ces derniers muscles étant assez minces en cet endroit, diminuent ainsi l'épaisseur des parois du ventre, et favorisent la tendance des viscères abdominaux à y former une hernie, par éraillement ou déchirure des fibres charnues ou aponévrotiques.

La hernie lombaire serait en effet bien plus fréquente et mieux connue, d'après cette disposition anatomique, si les viscères ne tendaient encore plus à sortir de leur cavité par les ouvertures naturelles, déclives ou élargies de leurs parois, pour former si fréquemment les hernies inguinales, crurales et ombilicales.

La coïncidence de la hernie lombaire avec d'autres hernies abdominales a été signalée quelquefois, et je serais même porté à croire que cette hernie est susceptible de se développer secondairement à l'application fixe d'un bandage, pour une autre hernie; de telle sorte que la résistance des parois abdominales aux efforts naturels étant plus forte, par exemple, dans l'une des régions inguino-crurales, devient relativement plus faible dans la région lombaire correspondante.

Les plaies du bas-ventre et surtout les plaies pénétrantes de la région lombo-abdominale, lorsqu'elles parviennent à la guérison, présentent une cicatrice d'autant plus mince et plus faible, qu'elle n'est pas soutenue, le plus ordinairement, par un bandage contentif. De là cette tendance des viscères, refoulés vers la cicatrice, à la distendre, à la déchirer et à produire la hernie traumatique de la région lombaire.

D. J. Larrey (*Mémoires de chirurgie militaire*, 1812, et *Clinique chirurgicale*, t. II, 1829) cite des faits de blessures par armes de guerre vers la région des lombes, qui parvinrent à la guérison, et dont la cicatrice, maintenue par un bandage, ne fut point le siége de hernie consécutive.

L'un des cas les plus remarquables de ce genre se rapporte au général B..., de l'armée d'Egypte, blessé, à la révolte du Caire, par un coup de feu dont la balle traversa d'avant en arrière tout le flanc gauche, en entamant l'S iliaque du côlon. Les deux plaies, malgré la gravité de la blessure, se cicatrisèrent, après avoir donné lieu à un double anus accidentel; et les cicatrices soutenues par un bandage approprié, ne furent point suivies de hernie lombaire.

C'est pourquoi il importe essentiellement, à la suite d'une plaie de cette région, de protéger et de soutenir la cicatrice par un appareil convenable.—J'ai agi de la sorte, à l'exemple de mon père, dans diverses occasions, et notamment pour une plaie pénétrante du flanc gauche, au-dessus de la crête iliaque, dans un cas assez difficile dont j'ai entretenu autrefois l'Académie (1).

De ces premières considérations, il résulte que la hernie lombaire doit être admise, tantôt comme hernie spontanée, tantôt comme hernie traumatique; et que, dans l'une et l'autre occurrence, elle peut se manifester soit primitivement, soit consécutivement, eu égard aux causes qui l'ont produite.

(1) *Mémoire sur les plaies pénétrantes de l'abdomen, compliquées d'issue de l'épiploon* (*Mémoires de l'Académie de médecine*, t. XXXI, 1845).

Les signes de la hernie lombaire sont assez faciles à reconnaître, pourvu qu'ils soient attentivement examinés. Confondue quelquefois, en effet, avec d'autres tumeurs, la hernie lombaire s'en distingue cependant par les caractères des hernies réductibles.

Elle se complique rarement d'accidents sérieux, et ne présente en général aucune gravité. C'est par exception qu'elle est exposée à l'étranglement, et encore cet étranglement, à condition d'être reconnu tout d'abord, serait-il susceptible de céder aux manœuvres les plus simples de réduction, sans qu'il fallût recourir à l'opération du débridement.

Le diagnostic de la hernie lombaire une fois établi, elle n'est pas exposée, comme les autres hernies abdominales, à une augmentation notable de volume, parce qu'elle se trouve soustraite, par sa situation propre et par l'attitude du corps, aux effets déclives de la pesanteur des viscères.

Mais si elle est abandonnée à elle-même et non contenue par un bandage, elle peut acquérir un développement assez prononcé, avec imminence de rupture de ses parois, ou bien, dans des circonstances exceptionnelles, elle est susceptible de provoquer des symptômes d'engouement, d'inflammation et d'étranglement.

Le traitement de la hernie lombaire se borne ordinairement à l'application d'un bandage approprié qui doit suffire à sa contention, et peut-être même que, porté en permanence, ce bandage favoriserait la cure radicale de cette hernie.

Une ceinture élastique en caoutchouc vulcanisé, munie de boucles, d'une pelote assez large et, au besoin, de deux sous-cuisses, tel serait, croyons-nous, l'appareil le plus convenable, dans la généralité des cas.

Quant aux autres indications, elles sont, comme pour les différentes hernies abdominales, en rapport avec les symptômes observés, mais d'une application plus rare, si les moyens prophylactiques sont méthodiquement dirigés, pour prévenir toute complication.

En définitive, le point qui domine la question de la hernie lombaire, c'est l'importance du diagnostic, eu égard à une tumeur que l'on a souvent méconnué ou confondue avec d'autres, soit un abcès, soit un kyste, un lipome, etc. Et la conséquence redoutable de ces erreurs de diagnostic, c'est que, faute d'une exploration attentive, on a imprudemment pratiqué des ouvertures ou des opérations risquant de provoquer des lésions fort graves, sinon mortelles, et d'entraîner à la suite une infirmité incurable.

Puissé-je, en appelant l'attention des praticiens sur une question de cette nature, contribuer à faire mieux reconnaître, dans l'occasion, l'existence de la hernie lombaire et à substituer plus sûrement les moyens simples de la thérapeutique aux entreprises hasardeuses de la médecine opératoire! J'aurai ainsi, une fois de plus, appliqué mes efforts à démontrer les avantages de la chirurgie conservatrice.

Paris — Imprimerie de E. Martinet, rue Mignon, 2.

www.ingramcontent.com/pod-product-compliance
Ingram Content Group UK Ltd.
Pitfield, Milton Keynes, MK11 3LW, UK
UKHW020428220726
13923UKWH00005B/2139